Rapports
—
Anatomie
élastique.

T 64
25
c

Académie royale de Médecine.

SÉANCE DU 10 MAI 1831.

RAPPORTS

SUR

L'ANATOMIE CLASTIQUE

DU DOCTEUR AUZOUX.

Commissaires :

MM. ADELON, DUBOIS, CRUVEILHIER, BRESCHET, H^le CLOQUET, RIBES, ET BAFFOS, RAPPORTEUR.

PRÉCÉDÉ

D'une Notice sur ses Travaux Anatomiques.

« Itaque, ista naturæ rerum contemplatio,
quamvis non faciat medicum, aptiorem
tamen medicinæ reddit. »
(CORN. CELS. Præfat.)

SE TROUVE A PARIS,

CHEZ M. AUZOUX, RUE DU PAON, N° 8;

ET A MADRAS,

Chez le Docteur KNOX, Hall's House, Pantheon Road.

1837

ANATOMIE

CLASTIQUE[1]

Du docteur Auzoux.

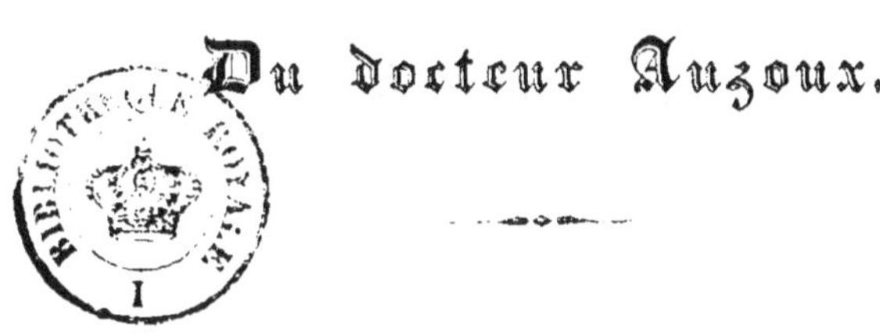

Bien persuadé que le prix de 3,000 francs était un obstacle à l'acquisition de l'anatomie *clastique* dans beaucoup de localités et pour beaucoup de particuliers, diminuer le prix a toujours été l'objet de ma sollicitude. Je suis parvenu à exécuter un modèle de 3 pieds 6 pouces que je livre pour 1000 francs, sur lequel se retrouvent exactement les mêmes détails que sur le modèle de 5 pieds 6 pouces. Sur l'un comme sur l'autre se trouvent les 130 pièces ou morceaux susceptibles d'être déplacés, et les 1115 numéros indiquant autant d'objets de détails.

Un modèle complet d'anatomie clastique en relief ne reviendra donc pas à un prix beaucoup plus élevé qu'une collection complète de gravures ou de dessins coloriés.

Pour les démonstrations publiques en présence d'un nombreux auditoire, le grand modèle sera toujours préférable ; pour l'étude et les démonstrations particulières, le petit modèle vaudra tout autant.

Ainsi se trouve réalisé le vœu exprimé en 1823 par les professeurs de l'École de Médecine de Paris, MM. Béclard, Lænnec, Alibert, Récamier, Richerand, Cayol Pel-

---

[1] Clastique, de κλαστική, à pièces brisées, c'est-à-dire modèles d'anatomie composés de pièces solides que l'on peut facilement enlever, isoler, monter et démonter.

letan, Landré Beauvais, etc., lorsque, voulant appeler l'attention du gouvernement sur l'anatomie *clastique*, ils écrivaient au ministre de l'intérieur :

« Si la fabrication de semblables pièces peut se perfec-
» tionner assez pour que les exemplaires se multiplient et
» ne soient pas trop coûteux, ces pièces seront de la plus
» grande utilité pour l'étude des détails et des rapports
» anatomiques, si nécessaires aux chirurgiens, et qui peut
» s'apprendre sur ces pièces que l'on peut consulter à
» chaque instant d'une manière plus sûre et plus inva-
» riable que sur la nature même. »

Non-seulement je suis parvenu à donner un sujet complet pour 1000 francs, mais j'ai encore résolu le problème de reproduire les exemplaires avec rapidité et toujours avec la même exactitude ; soixante ouvriers sont employés journellement à la fabrication de ces pièces.

Voici en quels termes M. Passy, préfet de l'Eure, rendait compte de cet établissement au conseil général, lors de la session de 1835 :

J'ai à vous signaler une industrie nouvelle et singulière qui vient enrichir ce département.

M. le docteur Auzoux vient d'établir ses ateliers de confection de sujets anatomiques dans sa commune natale, Saint-Aubin-d'Ecrôville.

Des bâtiments considérables y ont été construits, soixante ouvriers de tout âge y sont employés ; et à la direction de leur travail ordinaire, qui participe à la fois de la peinture et de la sculpture, le savant docteur joint des enseignements particuliers, des soins assidus qui développent à la fois l'intelligence et la moralité de ceux qu'il emploie.

Messieurs, c'est un spectacle intéressant que la pratique de cette méthode raisonnée et philanthropique de conduire le travail ; aussi je pense que tous ceux qui portent un intérêt positif à l'amélioration des hommes doivent leurs remerciments à celui qui donne un si bel exemple. Le conseil général, de son côté, doit encourager une industrie toute spéciale et toute savante, et qui appartient à notre département seul.

Un étranger qui serait amené par hasard dans cette commune,

éloignée des villes et des grandes routes, et qui demanderait à quelle
espèce de travaux servent les constructions étendues qui s'offriraient
à ses yeux, serait étonné d'apprendre que là, au milieu des champs,
on se livre au travail le plus savant et le plus extraordinaire. S'il
pénétrait dans les ateliers, il entendrait le langage pur de l'anatomie; il s'émerveillerait de voir des enfants rendre compte des opérations les plus surprenantes du mécanisme de la vie. Déjà, parmi
cette population, des idées justes succèdent aux préjugés courants,
des appellations précises aux termes vagues et faux dont nous nous
servons nous-mêmes; cela, messieurs, est digne d'attention et mérite
vos encouragements.

Je vous proposerai donc de voter une somme de 3,000 fr. pour
l'acquisition d'un sujet anatomique du docteur Auzoux. Il sera
placé dans l'amphithéâtre de cette ville et servira aux démonstrations du cours public d'anatomie que suivent les élèves de l'École
Normale et du Collége.

Dans le rapport du jury central sur les produits de l'industrie française exposés en 1834, rapport fait par M. le
baron Charles Dupin, membre de l'Institut, on trouve,
t. 3, page 454 :

L'étude de l'anatomie est un objet de dégoût pour la plupart des
gens du monde, et le contact des cadavres, malsains pour tous, re-
pousse les hommes que leur profession n'oblige pas à des dissections
souvent dangereuses pour la santé de ceux qui les opèrent.

M. Auzoux, pour les démonstrations des cours et des études isolées,
remplace la nature même par une composition à la fois flexible et
solide, qui reçoit et conserve les empreintes les plus délicates, il
moule par subdivisions extrêmement nombreuses les diverses parties du corps humain, qui, rassemblées comme une mosaïque, repro-
duisent l'homme complet.

Dans son ensemble, il présente le sujet anatomique dépouillé de
la peau et du tissu cellulaire; les muscles, les aponévroses, les car-
tilages, les nerfs, les viscères, les vaisseaux sanguins apparaissent
avec les formes, les couleurs et leurs positions naturelles.

Pour l'examen en détail, chaque pièce, retenue par deux goupilles,
peut s'enlever et présenter isolément le membre, l'organe, le viscère,
le muscle que l'on désire étudier. On ouvre à volonté, par le
milieu, le cœur et le cerveau, qui révèlent alors leur structure in-
térieure.

Les Académies des sciences et de médecine ont donné les plus
grands éloges à cette admirable production, justement appréciée
par les étrangers. En Angleterre, l'invention de M. Auzoux a suffi
pour faire révoquer, comme inutile désormais, la loi qui défend la

vente des cadavres (*anatomy bill*), loi dont les effets désastreux avaient suscité les crimes les plus atroces.

Le gouvernement français a fait placer de semblables modèles dans tous les hôpitaux militaires d'instruction de première classe, dans plusieurs écoles de médecine et jusqu'aux colonies. M. Auzoux en a fabriqué pour l'Angleterre, l'Egypte et l'Amérique.

Le rare avantage de cette invention, c'est la facilité de multiplier les pièces par le moulage et de les reproduire constamment les mêmes : ce procédé permettra de les livrer à des prix très-réduits. Aujourd'hui le modèle complet coûte 3 000 francs ; M. Auzoux pense pouvoir le livrer un jour à 1200 francs [1].

On jugera combien se répandront avec rapidité les connaissances d'anatomie par ce seul fait ; les ouvriers de M. Auzoux, même les moins lettrés, sont tous en état de professer cette science. Un de ses élèves pris à la campagne pour travailler à ces préparations, et qui savait à peine lire, est devenu en trois années un savant anatomiste ; il réside au Caire, et jouit comme tel d'une belle position ; il n'a pas encore vingt ans.

Les modèles de M. Auzoux permettront de faire entrer dans l'instruction générale les notions de l'anatomie, reléguées jusqu'ici parmi les spécialités de l'art de guérir.

Le jury décerne à M. Auzoux la récompense du premier ordre.

RÉCOMPENSES.

L'anatomie clastique a mérité à son auteur :

L'honneur d'appartenir à un grand nombre de sociétés savantes françaises et étrangères ;

En 1824, les encouragements du gouvernement ;

En 1833, la décoration de la Légion-d'Honneur ;

En 1834, la médaille d'or de 1ʳᵉ classe de la Société d'encouragement ;

En 1834, la grande médaille d'or de l'exposition des produits de l'industrie nationale.

[1] Ce résultat a dépassé les prévisions, le prix du petit sujet est de 1 000 fr.

Académie royale de Médecine.

SÉANCE DU 10 MAI 1831.

—

Messieurs,

En 1822, 1823 et 1825, M. Auzoux soumit à votre examen des pièces d'anatomie artificielle destinées à représenter les différentes parties qui entrent dans la composition du corps humain.

C'est au moyen d'une pâte particulière que M. Auzoux exécute ses préparations; cette pâte, dans l'état frais, est susceptible d'être coulée dans des moules, de prendre et de conserver les empreintes les plus délicates, et d'acquérir par la dessiccation une solidité presque égale à celle du bois.

Dans le temps, vous désignâtes, pour vous rendre compte des travaux de notre confrère, MM. Duméril, Béclard, Hipp. Cloquet, Desgenettes, Breschet, Richerand et Allard: vos commissaires, que des études approfondies rendaient bien capables de juger de semblables travaux, vous signalèrent l'importance de cette découverte, et réclamèrent vos éloges pour l'auteur; ils le signalèrent aussi comme ayant droit aux encouragements que le gouvernement accorde à ceux qui illustrent leur pays. *La France*, a dit votre rapporteur, M. Allard, *a donc aujourd'hui l'avantage de surpasser les autres pays dans l'art des imitations anatomiques.*

Votre jugement, Messieurs, a été justifié par l'empressement que les établissements publics de tous les pays ont mis à faire l'acquisition de ces pièces. Vos éloges, l'espèce d'avidité avec laquelle l'étranger a recherché ces travaux, ont donné une nouvelle ardeur au zèle de notre confrère. Nous répéterons ici avec plaisir ce que disait, en 1825, la Société médicale d'émulation : « Nous nous plaisons à donner à M. Auzoux tous les » éloges que lui méritent son zèle pour la science, sa patience, » ses ingénieux essais, et enfin les résultats qu'il doit à sa per- » sévérance et à ses connaissances positives en anatomie. »

Après cinq ans d'un travail opiniâtre, M. Auzoux soumit à l'Académie, dans sa séance du 25 mai 1830, une nouvelle pièce d'anatomie, pour l'examen de laquelle vous désignâtes MM. Ant. Dubois, Ribes, Adelon, Cruveilhier, Breschet, Hipp. Cloquet et moi.

Ce n'est pas à quelques légères modifications, à quelques additions de peu d'importance, que notre confrère a consacré son application : il a repris ses travaux presque au point de départ, il n'a guère conservé que le *modus faciendi.*

M. Auzoux a pris le cadavre d'un adulte de la taille de cinq pieds six pouces, il s'est imposé la tâche de le reproduire jusque dans ses plus petits détails.

Ce nouveau modèle, comparé avec ce qu'il avait fait jusqu'alors, même avec la pièce complète qui fut soumise à votre examen en 1825, et qui paraissait ne laisser que peu de chose à désirer, offre néanmoins des différences telles qu'on pourrait ne pas le croire du même auteur. Les formes ont été complétement changées, les détails plus que doublés; au moyen de coupes ingénieuses, M. Auzoux est parvenu à reproduire tout ce qui a rapport à la myologie, à l'angéiologie, à la névrologie et à la splanchnologie; il n'est pas jusqu'aux os qui ne soient reproduits avec une vérité telle, que si on n'en était prévenu, on pourrait les prendre pour des os véritables. Les parties les plus ténues, les plus délicates comme les plus volumineuses, les parties les plus molles comme les plus dures, les plus superficielles comme les plus profondes, se trouvent représentées avec une sévère exactitude dans les formes, la couleur, les rapports et les connexions. Nous croyons inutile de vous faire l'analyse de tous ces détails, nous aimons mieux attirer votre attention sur quelques parties qui ont plus particulièrement fixé celle de votre commission.

Le cœur a été reproduit avec un grand bonheur : au moyen

d'une coupe pratiquée dans la cloison inter-auriculaire et inter-
ventriculaire, cet organe se trouve partagé en deux moitiés ;
sur chaque moitié sont deux cavités qui peuvent être ouvertes
de manière à laisser voir les valvules ; toutes ces parties se réu-
nissent avec une telle exactitude, que l'on aperçoit à peine les
traces de la division, et ensemble elles imitent un cœur de
grosseur naturelle, d'où s'élèvent les vaisseaux qui en partent ou
qui s'y rendent. Tous ces vaisseaux étant reproduits depuis leur
origine jusqu'à leur terminaison, il est facile d'étudier les bran-
ches qui en partent, les nombreuses anastomoses qu'elles ont
entre elles, et leurs rapports avec les différents organes.

La préparation de la tête, sur laquelle se trouvent la bouche,
le pharynx, le larynx, les fosses nasales avec les muscles, les
artères, les veines, les nerfs qui accompagnent ces parties ou
qui s'y distribuent, a paru à vos commissaires offrir un ensemble qui jusqu'alors n'avait pas été reproduit.

Le cerveau, la moelle épinière, le grand sympathique, ont
été reproduits avec tous les détails, de manière à donner dans
l'ensemble l'appareil de l'innervation.

Ce travail n'est cependant point parfait ; M. Auzoux lui-même
a compris qu'il pouvait s'être glissé quelques erreurs. Votre
commission a sacrifié plusieurs séances à l'examen de cette
nouvelle préparation ; elle a reconnu quelques inexactitudes,
quelques fautes anatomiques ; ces fautes, ces inexactitudes
ont été presque aussitôt réparées qu'indiquées, tant est grande
la facilité avec laquelle M. Auzoux peut placer et déplacer
chaque partie.

Les imitations dont nous vous parlons acquièrent toujours
un degré de perfection du jour de la présentation à celui où
on vous en rend compte, tant est grand et soutenu le zèle de notre confrère. C'est ainsi que maintenant il est parvenu à représenter les ligaments souples comme dans l'état frais, ce qui
permettra de simuler les déchirures des luxations, etc. Ce pro-
grès sera plus tard le sujet d'une nouvelle présentation.

Votre commission se félicite, Messieurs, d'avoir à vous an-
noncer la presque entière réalisation des espérances que vous
avaient fait concevoir non-seulement vos précédents commissaires, ceux de l'Académie royale des sciences et de la Société

médicale d'émulation, mais aussi plusieurs médecins appelés à donner leur avis.

Nul doute donc que l'anatomie artificielle de **M. Auzoux** ne soit propre à faciliter et à abréger l'étude de l'anatomie sur le cadavre dans sa partie topographique. Mais hâtons-nous de dire ici, avec tous les hommes éclairés, et avec notre jeune confrère lui-même, que l'anatomie artificielle ne peut pas dispenser d'étudier la nature sur le cadavre, de disséquer. Seulement elle rend mieux et plus promptement capable de profiter des recherches auxquelles les élèves doivent se livrer dans les amphithéâtres.

Le procédé employé par **M. Auzoux** est le *moulage*, qui permet de multiplier beaucoup les pièces, et par conséquent de diminuer le prix des livraisons. C'est encore un véritable service rendu, parce que les praticiens, après avoir étudié complétement l'anatomie sur le cadavre, pourront revoir sur les pièces artificielles, toutes les fois qu'ils le voudront, et en très-peu de temps, toutes les parties de cette science qui s'oublient le plus facilement. Les chirurgiens des petites villes et des campagnes retireront surtout un grand avantage de la possibilité qu'ils auront de revoir et d'étudier de nouveau la position vraie, les rapports des parties sur lesquelles ils auront à faire une de ces opérations qui se pratiquent rarement, circonstances dans lesquelles les chirurgiens des grandes villes aiment à faire d'abord des essais, des espèces de répétitions sur le cadavre.

Ces préparations seront aussi d'un grand secours pour les démonstrations publiques. Dans les écoles secondaires surtout, où manquent quelquefois les sujets, il doit souvent arriver que le professeur est forcé de se borner à décrire la marche d'une artère, d'un nerf, qu'il ne peut mettre à découvert, parce qu'il faudrait pour cela détruire des parties dont la démonstration reste à faire.

Une répugnance naturelle éloigne de l'étude de l'anatomie ceux qui n'y sont pas appelés par une nécessité de profession. Cependant depuis longtemps on a exprimé le désir que les jeunes gens dont l'éducation doit être soignée prissent des idées générales sur l'organisation de l'homme. L'utilité de cette étude a été sentie par le prince que la France a appelé sur le trône, il a voulu que son fils étudiât l'anatomie.

Votre commission a l'honneur de vous proposer, Messieurs, d'adresser des remercîments à M. Auzoux, en lui annonçant que l'Académie est satisfaite de ses travaux, et de le comprendre dans vos prochaines élections.

Elle vous propose aussi de décider que le présent rapport sera envoyé à M. le ministre de l'intérieur, comme signalant d'une manière convenable l'utilité dont peuvent être ces préparations anatomiques, dans les colléges royaux, dans les écoles secondaires de médecine et les autres établissements publics.

Paris, le 10 mai 1851.

Signé ADELON, ANT. DUBOIS, RIBES, H^te CLOQUET, CRUVEILHIER, BRESCHET, BAFFOS, rapporteur.

Pour copie conforme :

Le Secrétaire perpétuel de l'Académie royale de Médecine,

Signé PARISET.

———

L'Académie adopte le Rapport et ses conclusions.

Elle remarque cependant que la commission n'a point assez insisté sur les avantages que les pays chauds retireront de l'usage de ces préparations d'anatomie artificielle ; que si elles sont utiles aux élèves, aux praticiens et aux savants, dans les lieux mêmes où l'étude sur le cadavre est facile, elles sont d'une nécessité indispensable dans les climats où l'on ne peut se livrer aux dissections sans compromettre sa santé.

L'Académie décide, en outre, qu'une pièce d'anatomie artificielle de M. Auzoux sera placée dans le lieu de ses séances pour être consultée au besoin, et arrête qu'il sera écrit à M. le ministre de l'intérieur, afin d'être autorisée à faire cette acquisition.

Pour extrait conforme au procès-verbal de la séance du 10 mai 1851.

Signé GUENEAU DE MUSSY.

Société médicale d'Émulation.

SÉANCE DU 19 NOVEMBRE 1823.

—

Extrait du Rapport fait par MM. Worbe, Begin, Desruelles, rapporteur.

« Si nous vous disons qu'une pièce d'anatomie artificielle, placée dans un amphithéâtre, en offrant à l'élève les parties qu'il cherche, celles qu'il doit éviter, ménager ou bien enlever, pourrait lui être utile, abréger son travail et lui épargner d'infructueux tâtonnements; si nous vous disons que ces pièces seraient bien placées dans un atelier de peinture; si nous vous disons qu'elles pourraient, mieux que les livres, rappeler aux médecins et aux chirurgiens privés de cadavres, les rapports de certaines parties; si enfin nous finissons par vous montrer des gens du monde, curieux de se connaître, l'étudier avec fruit pour apprendre superficiellement l'anatomie, sans recourir au dégoûtant et affligeant spectacle d'un cadavre : alors, Messieurs, loin de blâmer nos éloges, vous les approuverez; vous applaudirez au zèle de M. Auzoux, vous encouragerez ses efforts, et vous l'aiderez de tous vos moyens pour le voir arriver à rendre parfait ce qui, entre ses mains, a déjà fait des pas immenses vers la perfection. »

———

Académie des Sciences.

SÉANCE DU 10 AVRIL 1825.

—

Extrait du Rapport fait par MM. Portal, Duméril, rapporteur.

« Personne n'ignore combien est grande la répugnance naturelle qui éloigne de l'étude de l'anatomie, et surtout de l'observation des objets mêmes qui en font le sujet, les hommes qui n'y sont pas appelés par une nécessité de profession; il serait à désirer que les idées générales sur l'organisation soient connues des jeunes gens dont la première éducation doit être soignée. Peut-on supposer aujourd'hui qu'un homme instruit ignore comment et par quels organes s'exécutent nos mouvements, en quoi consistent les instruments par lesquels s'opèrent nos sensations et nos principales fonctions? D'ailleurs, il est indispensable que tout habile dessinateur qui veut devenir peintre ou statuaire, puisse, sans se livrer aux recherches anatomiques, apprendre comment les formes sont modifiées constamment dans les mouvements par les organes qui les permettent ou les produisent. »

Académie de Médecine.

SÉANCE DU 5 JUILLET 1825.

Extrait du Rapport fait par MM. RICHERAND, DESGENETTES, ALLARD, *rapporteur.*

« Nous ne nous étendrons pas davantage sur l'utilité de ces pièces, qui sera généralement sentie. Qu'il nous suffise d'ajouter qu'elles pourraient, par une connaissance préliminaire de la situation des rapports des parties, simplifier beaucoup l'étude de l'anatomie, en facilitant les dissections indispensables pour l'étude de la médecine; ce qui procurerait le grand avantage de soustraire un très-grand nombre d'élèves aux accidents causés par un séjour prolongé dans les amphithéâtres de dissection; qu'elles peuvent suppléer aux cadavres, dans les lieux où il n'est pas possible de s'en procurer, et qu'à la rigueur, par l'étude de semblables pièces et la dissection de quelques animaux, on peut acquérir, sur la structure du corps humain, des connaissances suffisantes dans bien des cas, et beaucoup plus précises que celles qu'on peut acquérir par tout autre moyen artificiel. »

Institut royal de France.

SÉANCE DU 2 AOUT 1830.

—

Extrait du Rapport fait par MM. BOYER, SERRES, GEOFFROY-SAINT-HILAIRE, *rapporteur.*

« La connaissance générale des parties du corps humain doit un jour faire partie de l'histoire naturelle à enseigner pendant la première éducation à toutes les classes de la société. Tôt ou tard cette étude sera prescrite, mais cela ne deviendrait et n'est possible à l'exécution qu'avec les ressources de la nouvelle branche d'industrie créée par M. Auzoux. »

OPINION

DU

PROFESSEUR LÆNNEC,

A l'appui d'une demande adressée à M. le Ministre de l'intérieur en 1825, pour le prier de se faire rendre compte de l'utilité de l'anatomie clastique pour les Ecoles secondaires de médecine.

M. le professeur Lænnec a ajouté :
« J'ai examiné avec détails les pièces d'anatomie artificielle de M. Auzoux, et je puis attester à Son Excellence que l'usage de ces pièces, si on peut les multiplier suffisamment et les fabriquer à un prix tel que chaque amphithéâtre d'anatomie en puisse être pourvu, produira plusieurs effets également utiles, savoir :
» 1° D'abréger, pour les étudiants les plus appliqués, le temps nécessaire pour l'étude de l'anatomie ;
» 2° De diminuer le nombre des sujets nécessaires pour les dissections, qui, quoique toujours indispensables, deviendront beaucoup moins nombreuses, parce que les élèves ne commençant à s'y livrer

que lorsqu'ils connaîtront déjà les formes et les rapports de la plupart des organes, en feront beaucoup moins d'inutiles, et en outre parce que, lorsqu'ils auront étudié complétement l'anatomie sur le cadavre, ils pourront revoir sur les pièces artificielles, toutes les fois qu'ils le voudront, et en très-peu de temps, les parties de cette science qui s'oublient le plus facilement.

» 3° Enfin, il résultera nécessairement de l'usage de ces pièces, que la foule d'étudiants peu zélés, qui en général ne se livrent à l'étude de l'anatomie qu'autant qu'il le faut pour ne pas être renvoyés aux examens, en sauront plus qu'ils n'en savent habituellement.

» Paris, 24 décembre 1825.

» *Signé* AG. LÆNNEC,

» Docteur-Médecin, Professeur à la Faculté de Médecine de Paris et au Collége de France. »

———

Extrait de la lettre de M. le professeur BARBIER, *directeur de l'Ecole de médecine d'Amiens.*

« Mes collègues et moi, Monsieur, sommes fort contents de votre » envoi; ce travail nous paraît réunir l'exactitude à la solidité; l'ap- » pareil musculaire est magnifique; les distributions vasculaires et » nerveuses sont bien; la splanchnologie laisse à désirer, mais c'est » la partie de l'anatomie que nous pouvons le mieux démontrer sur » les cadavres.

» *Signé* BARBIER. »

———

Il résulte des différents rapports qui ont été faits sur mes préparations d'anatomie clastique à l'Académie de Médecine, à l'Institut, à la Société médicale d'émulation, et de l'opinion d'un grand nombre de médecins, tant français qu'étrangers, appelés à prononcer sur l'utilité que ces pièces pouvaient offrir dans les établissements publics :

Que ces préparations ont l'avantage :

1° D'abréger le temps que les élèves consacrent à l'étude de l'anatomie;

2° De remémorer les détails anatomiques aux élèves et aux praticiens qui se sont déjà occupés de cette science;

3° De rendre l'étude de l'anatomie praticable pour toutes les classes de la société;

4º De la rendre possible dans les pays dans lesquels le climat ou les préjugés s'opposent aux dissections;

5º De la rendre praticable dans toutes les saisons de l'année, dans toutes les circonstances possibles, et toutes les fois que le besoin peut l'exiger;

6º De présenter en même temps, sur un même sujet, dans l'attitude verticale, toutes les parties qui entrent dans la composition du corps humain, avec la couleur, les rapports, la situation, la figure, l'étendue et les insertions qui leur sont propres;

7º De permettre d'apprécier ainsi les rapports qui se trouvent entre les usages et la structure des différentes parties;

8º De contribuer à la perfection des beaux-arts en rendant l'étude de l'anatomie pittoresque moins dégoûtante et plus facile;

9º De rendre possible la réalisation d'un vœu exprimé dans tous les temps par les hommes qui se sont le plus occupés de l'éducation de la jeunesse, DE VOIR *l'étude de l'anatomie faire partie de l'instruction publique.* C'est pour tout le monde aujourd'hui une vérité incontestable que, pour connaître l'homme moral, il faut aussi connaître l'homme physique.

L'anatomie clastique ne dispense point des dissections ; mais elle dispose, elle rend plus promptement capable d'observer immédiatement la nature dans les amphithéâtres, et elle diminue le nombre des cadavres nécessaires à cette étude ; on peut dire de l'anatomie clastique à peu près ce que Celse a dit de la physiologie : quoiqu'elle ne puisse faire un anatomiste, elle rend plus promptement capable de le devenir.

Itaque ista naturæ rerum contemplatio, quamvis non faciat medicum, aptiorem tamen medicinæ reddit.

(CORNEL. CELS., *præfat.*)

Dans le silence du cabinet, l'anatomie clastique fournit un vaste champ à nos méditations ; elle nous apprend à juger nos propres observations, à les comparer, à en tirer des conséquences, à nous rappeler ce qui a pu nous échapper dans une inspection rapide.

Ce n'est pas seulement dans les lieux où il est impossible de se procurer des cadavres que ces préparations seraient utiles ; *dans un cours même d'anatomie* (pour me servir des expressions du professeur Béclard), *il serait à désirer que, près du cadavre, on plaçât une pièce semblable ; l'élève se ferait bien plus facilement une juste idée de l'ensemble du corps humain, des formes, des rapports des organes, ayant sous les yeux des tableaux qu'il est obligé de se représenter par la pensée, et retirerait ainsi beaucoup plus de fruit de la leçon du professeur.*

Depuis l'époque à laquelle a paru mon premier modèle, on s'est servi de l'anatomie clastique dans un grand nombre d'établissements publics pour faire des cours d'anatomie.

Des sujets complets ont été envoyés, par les soins du gouvernement, dans tous les *hôpitaux d'instruction militaire, dans plusieurs écoles de médecine, dans tous les hôpitaux de la marine, dans toutes les colonies françaises, au Muséum d'histoire naturelle, à l'École polytechnique*, etc., etc. En 1830, le ministre envoya une de ces pièces en cadeau au vice-roi d'Egypte, qui depuis en a acheté un grand nombre ; en 1832, le roi d'Angleterre en fit cadeau au Collége royal de Londres.

Dans plusieurs départements, tels que l'Eure, la Somme, la Meurthe, Eure-et-Loir, le Lot, l'Aube, etc., les conseils généraux ont voté les fonds nécessaires à cette acquisition. Dans d'autres villes, telles qu'Orléans, Marseille, Beauvais, etc., la commission administrative des hôpitaux ou des Sociétés, ou des particuliers, en ont fait les fonds.

De semblables envois ont été faits dans un grand nombre de villes d'Angleterre, de Russie, des Etats-Unis d'Amérique, de Turquie, d'Egypte, d'Allemagne, de Suède, d'Italie, d'Espagne, de la Havane, du Mexique, du Chili, de l'Inde, de Syrie, etc.

Beaucoup de médecins en ont fait l'acquisition pour leur propre compte et ont trouvé dans ces préparations des éléments de fortune en s'en servant pour enseigner l'anatomie dans des villes où jusqu'alors cette étude n'avait point été praticable.

Chez moi, plusieurs milliers d'élèves ont assisté à mes cours, ou étudié dans mon cabinet. J'ai recueilli avec soin toutes les observations qui m'ont été adressées ; j'ai souvent, depuis vingt et un ans, revu plusieurs fois par jour toutes les parties de mon travail, j'y ai apporté toutes les corrections qui m'ont été indiquées ; et, afin de rendre l'anatomie artificielle plus digne du succès qu'elle a obtenu, j'ai fait un modèle nouveau, et j'ai pu ainsi faire subir à mon travail des modifications importantes, des additions nombreuses.

Les augmentations ne consistent pas dans quelques minutieux détails, ou dans quelques additions de peu d'importance, les formes ont été complétement changées, les coupes ont été multipliées.

Le modèle publié en 1825 ne porte que 66 numéros d'ordre, et 556 numéros de détails.

Le modèle publié en 1830 porte 129 numéros d'ordre, c'est-à-dire 129 pièces qui sont susceptibles d'être enlevées séparément, et 1115 numéros de détails, sans comprendre une infinité de détails d'angéiologie, de névrologie, qui n'ont point reçu de noms particuliers : trop minutieux pour être décrits par les auteurs, ces détails sont reproduits sur mes pièces.

Le petit modèle que je publie en 1837 offre exactement les mêmes coupes, les mêmes détails et les mêmes formes que celui publié en 1830.

L'un est fait d'après un modèle de 5 pieds 6 pouces, et coûte 3,000 fr.

L'autre est fait d'après un modèle de 3 pieds 6 pouces, et ne coûte que 1000 fr.

Sur l'un comme sur l'autre se retrouvent les 129 pièces ou morceaux susceptibles d'être déplacés, et les 1115 numéros qui indiquent autant d'objets de détails.

Un numéro d'ordre correspondant à un tableau synoptique sert à indiquer, et le nom du modèle ou de l'organe, et la manière de s'en servir.

Quelques minutes suffisent pour couvrir une table de ces 129 pièces présentant 1115 objets de détails ; moins de dix minutes suffisent pour les remettre en place.

Ce tableau synoptique sera délivré gratuitement à tous ceux qui en feront la demande ; pour ceux qui le consulteront, il peut servir à indiquer jusqu'à quel point sont portés les détails

PARIS. — IMPRIMERIE DE DECOURCHANT, RUE D'ERFURTH, 1.

Pour se procurer des préparations *d'anatomie clastique*, adressez une demande par écrit à M. Auzoux, rue du Paon, n. 8; et les fonds, soit directement, soit par un bon sur la poste ou sur un banquier de Paris.

Sujet complet de 5 pieds 6 pouces, conforme au tableau synoptique. . . . . 3000 fr.

Le petit modèle de 3 pieds 6 pouces, avec les mêmes détails que le précédent. . . . . . . 1000 fr.

Modèle de femme pour les accouchements. 1500 fr.
Des pièces de rechange pouvant s'adapter à ce modèle servant à montrer tous les accidents de la grossesse, l'utérus et le produit de la conception, à toutes les époques de la gestation, feront le sujet de livraisons ultérieures.

Préparation des vaisseaux lymphatiques. 6000 fr.
Une moitié du corps représente un écorché de grandeur naturelle; l'autre moitié, un squelette que l'on peut séparer, sur lequel sont adaptés les artères, les veines, les nerfs, les vaisseaux lymphatiques depuis leur origine jusqu'à leur terminaison; les organes contenus dans les cavités splanchniques sont représentés par l'inextricable lacis vasculaire qui entre dans leur composition, ce qui a permis d'en indiquer les formes: chacun de ces organes peut être déplacé.

Un œil 25 fois plus grand que nature. . . 200 fr.
Cette préparation se compose de la paroi supérieure de l'orbite avec les muscles, les artères, les nerfs, les membranes, les parties transparentes s'adaptant les unes sur les autres.

Oreille interne, externe moyenne de très-grande dimension. . . . . 300 fr.
Cette préparation consiste dans un temporal, dont le rocher peut être ouvert, dans lequel on trouve les canaux demi-circulaires, le limaçon, la portion molle, la portion dure des nerfs, le vestibule, ses ouvertures dans l'oreille moyenne la membrane du tympan, les osselets de l'ouïe, leurs muscles, la trompe d'Eustache, etc.: toutes ces parties peuvent être isolées; enfin, le pavillon de l'oreille avec ses muscles, ses nerfs et ses vaisseaux.

Le cabinet de M. Auzoux est ouvert le jeudi, de midi à une heure, rue du Paon, n. 8. Les personnes qui achèteraient de ces pièces, qui voudraient auparavant apprendre à s'en servir, seront admises à les monter et démonter sur leur demande.

Se paient en sus :

Le support, la caisse, l'emballage du grand modèle.
Prix. . . . . 200 fr.

Le support, la caisse, l'emballage du petit modèle.
Prix. . . . . 50 fr.

M. KNOX begs to acquaint the Gentlemen, who may wish to see his Anatomical Collection; that he is happy to shew it, on Mondays, Wednesdays, and Fridays, from eleven o'clock till one: if not prevented by duty, or urgent business.

Paris, imprimerie de DECOURCHANT, rue d'Erfurth, n° 1.